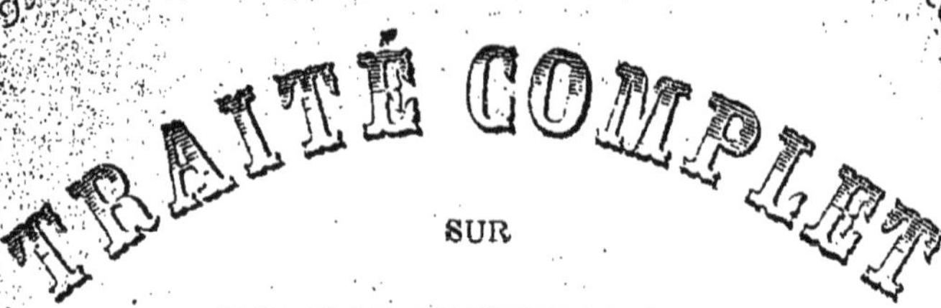

TRAITÉ COMPLET

SUR

L'ART DENTAIRE.

LES DENTS

PAR

HALLER-ADLER

Dentiste.

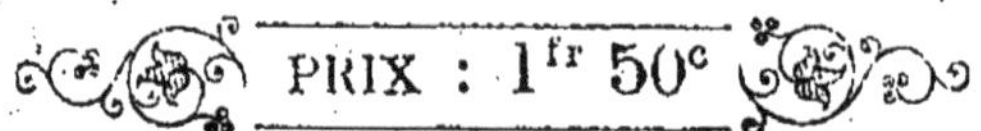

PRIX : 1ᶠʳ 50ᶜ

LILLE

EN VENTE CHEZ LES PRINCIPAUX LIBRAIRES

et chez l'Auteur, rue d'Angleterre, 66.

1871.

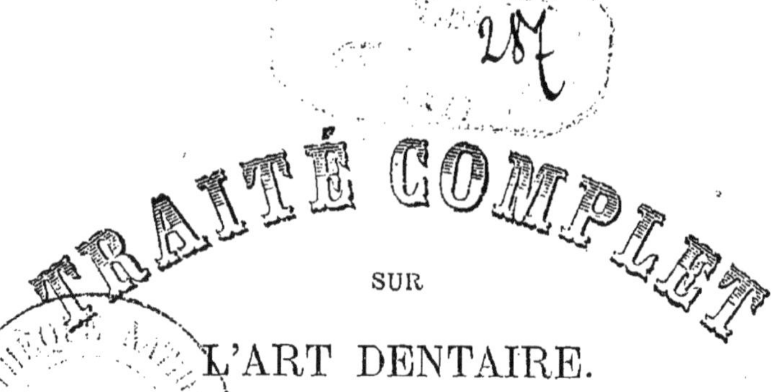

TRAITÉ COMPLET

SUR

L'ART DENTAIRE.

LES DENTS

PAR

HALLER-ADLER

Dentiste.

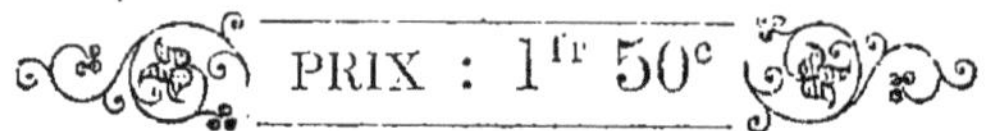

PRIX : 1ᶠʳ 50ᶜ

LILLE

EN VENTE CHEZ LES PRINCIPAUX LIBRAIRES

et chez l'Auteur, rue d'Angleterre, 66.

1871.

Lille. Imp. Béhague.

AVANT-PROPOS

Parmi les nombreuses infirmités qui accablent l'espèce humaine, une seule n'éveille qu'une commisération ironique, et celle-là c'est l'infirmité dentaire.

Lorsque vous rencontrez un sujet de vingt-cinq ans qui n'a conservé sur l'arcade dentaire que trois ou quatre dents élongées, noirâtres, oscillant comme un balancier d'horloge, est-ce une compassion vraie que vous ressentez?

Tout d'abord, ce témoignage irrécusable de souffrances endurées excite-t-il autre chose qu'un sourire réprimé à grand'peine?

Non, vous ne songez pas en ce moment à tout ce que cette personne a souffert; la réflexion fera naître la pitié, mais au premier abord, vous ne voyez que l'effet bizarre produit dans cette bouche dévastée par la langue qui cherche à passer à travers les créneaux de la denture, par cette prononciation sybillante, par ces jets intempestifs de salive qui vous invitent à vous tenir à l'écart.

Il existe entre le physique et le moral une corrélation qui ne saurait être mise en doute.

Supposez un jeune homme tel que nous venons de le dépeindre, pensez-vous qu'il puisse être heureux?

Sa préoccupation incessante est de dissimuler son infirmité.

Il ne sourira pas, il sait que son sourire n'est qu'une ridicule grimace; c'est à peine s'il osera parler, il se sent trahi par sa prononciation; dans sa bouche la phrase la plus spirituelle n'est que burlesque. Quelle saveur les mets peuvent-ils avoir pour lui, il ne peut les mâcher, et ses digestions laborieuses, récalcitrantes le poussent à l'hypocondrie.

Est-il une chose qui nous soit plus utile que les dents? cette partie osseuse garnissant les bords des mâchoires à l'aide desquelles nous broyons nos aliments, question si importante aux fonctions de l'estomac.

L'influence considérable que l'état des dents exerce sur la santé est généralement mal appréciée; peu de personnes se rendent compte de l'importance de ces organes et des nombreuses ressources au moyen desquelles il est possible d'arrêter les progrès de leurs affections.

Ce n'est généralement que dans le cas extrême que l'on se rend chez le dentiste quand les souffrances ne sont plus tolérables; alors, quelque soit le talent du praticien auquel on s'adresse, les opérations sont presque toujours douloureuses.

Notre pratique nous permet d'affirmer

que s'il n'est pas d'organes plus facilement altérables que les dents, il n'en est pas non plus qui soient plus susceptibles d'une longue conservation ; mais pour cela, il faut des soins que peu de personnes mettent en pratique.

Le but de cet ouvrage se résume en peu de mots : démontrer la nécessité de soigner ses dents, leur utilité, les moyens à employer pour leur conservation, et enfin les procédés qui permettent de les remplacer lorsqu'elles ont été détruites.

Ayant appris qu'il y avait de mes anciens employés qui voyagaient dans les environs de Lille et dans le département du Nord, et se présentaient chez mes clients, en mon nom, pour prendre des mesures de dents et dentiers; n'ayant autorisé personne à me représenter pour mon travail, je ferai poursuivre, selon la rigueur des lois, tous ceux qui chercheraient à me nuire par cette manœuvre de mauvaise foi.

LES DENTS

CHAPITRE PREMIER.

La Dent.

On divise la dent en deux parties : la supérieure appelée *couronne* ou *corps*, et l'inférieure racine ; et comme chez les végétaux, on a donné le nom de collet au point où finit la gencive, mais un peu en dessous.

La racine et une partie de la couronne font une cavité qui s'ouvre au bout de chaque racine ; dans cette cavité on trouve des nerfs et des vaisseaux sanguins contenus dans une substance molle que l'on appelle *pulpe*.

La couronne se divise en deux parties : l'*émail* qui peut être considéré comme l'écorce de la dent par sa situation extérieure, c'est cette substance douce et brillante qui revêt la dent; la partie interne est appelée os dentaire ; la racine n'a pas d'émail, elle est remplacée par une substance appelée *cemen* ou *cortical* osseux; l'os dentaire ou substance éburnée, est formé d'une matière creusée de tubes remplis de sérosités, placés parallèlement, allant du centre vers la circonférence, et souvent par de très-petits trous dans la cavité.

L'émail est d'une composition cristalline prismatique dont la base repose sur l'os dentaire, et l'autre bout est libre au haut de la couronne ; voilà ce qui explique pourquoi souvent l'émail se détache, car les cristaux qui sont très-tenus se désagrégent par le choc ; cette substance très-dure séparée de l'os dentaire prend un aspect opalin ; soumis à l'action d'un acide faible, il se dissout.

D'après les données de BERZÉLIUS, l'émail serait formé de matières salines, surtout de phosphate calcique et de phosphate magnésique ; d'après ce même auteur, la substance éburnée se composerait de carbonate, de phosphate calcique, de fluate de chaux, de phosphate de magnésie, de chlorure sodique et de cartilage; cette composition étant, les acides faibles doivent l'attaquer, et en effet, la substance terreuse s'y dissout pour ne laisser qu'une substance analogue au caoutchouc ou cartilage.

Les dents reçoivent et transmettent les actions auxquelles elles sont soumises, à la membrane qui entoure leur racine; le chaud et le froid sont transmis à travers l'épaisseur de l'émail et de l'os dentaire, à la pulpe qui, selon son état sain et morbide, en reçoit des impressions diverses; les acides paraissent produire l'agacement des dents sur la pulpe, soit par les gencives, soit plus probablement en traversant après les avoir attaquées, les parties dures; elles sont articulées avec les alvéoles, elles sont comme clouées dans les cavités qui sont exactement moulées sur leur racine, mais elles ont un rapport immédiat de contact avec le prolongement alvéolaire de la gencive ou *périoste alvéolo-dentaire* qui embrasse leur racine et avec la pulpe dont est remplie la cavité.

CHAPITRE II.

Première Dentition.

Le germe des dents enfantines commence à être visible dans le fœtus au deuxième mois de la gestation ; ce sont des follicules membraneux, situés sous la gencive dans le sillon qui commence à présenter la mâchoire formant deux arcs, l'un supérieur, l'autre inférieur ; le bourgeon de la canine fait exception ; il est placé en dehors de l'arc, mais les arcades alvéolaires s'accroissant continuellement, il arrive qu'à l'époque de l'éruption la canine se trouve en ligne avec les autres.

Ces bourgeons dentaires ont une forme un peu allongée, placés au sein d'un tissu cellulaire pulpeux ; ils tiennent par une de leur extrémité à un pédicule vasculaire nerveux, et par l'extrémité opposée sous la gencive ; d'abord ce bourgeon est rempli d'un liquide limpide contenant quelques flocons d'une consistance épaisse, sans viscosité, tantôt acide, tantôt alcalin et contenant en outre du mucus et de l'albumine, du phosphate, du sulfate et de l'hydrochlorate calcique, matières qui doivent concourir à l'ossification.

Plus tard ce liquide diminue devant l'accroissement de la pulpe dentaire, accroissement qui a lieu jusqu'au moment de l'ossification, qui commence à la fin du troisième mois, et à la fin du sixième; pour chaque dent l'ossification commence un peu plus tôt à la mâchoire inférieure et un peu plus tard pour la dent correspondante d'en haut; la racine ne se forme que quand la couronne est achevée; pour cela la pulpe s'allonge d'abord, et surtout le pédicule vasculaire et nerveux par lequel elle tient au fond du follicule dentaire.

L'éruption des dents a lieu lorsque la formation de la racine est déjà assez avancée, c'est-à-dire de six mois à un an après la naissance; toutefois, nous avons vu des enfants naître avec des dents, comme nous en avons vu chez qui la dentition ne se faisait sentir qu'au bout de deux ou trois ans. Ordinairement il n'y a que quelques jours d'intervalle entre l'éruption des dents d'un côté et celles du côté opposé.

On remarque d'ailleurs qu'elles sortent presque toujours dans l'ordre suivant :

Incisives centrales	de 5 à 7	mois.
» latérales	de 6 à 10	»
Canines	de 12 à 18	»
1res molaires	de 12 à 16	»
2mes »	de 24 à 36	»

A mesure que l'ossification se fait, les arcades alvéolaires, ayant d'abord la forme d'un sillon superficiel, augmentant en profondeur, et des cloisons s'élèvent à leur fond qui divise le sillon en alvéoles; ce n'est qu'après l'éruption des dents que leurs racines achèvent de se former.

La première dentition comprend vingt dents qu'on désigne sous le nom de dents de lait ou temporaires.

CHAPITRE III.

Deuxième dentition.

Les dents enfantines (dents de lait), tombent vers six à sept ans : d'abord elles s'écartent sensiblement les unes des autres, l'arcade alvéolaire continuant de s'accroître sur tous les points, tandis que les dents une fois formées, ne changent plus de volume.

Elles s'ébranlent ensuite, et enfin tombent d'elles-mêmes à peu près dans l'ordre de leur éruption.

On a attribué la chute des dents caduques à ce qu'elles n'avaient pas de racines, ce qui est loin d'être exact; mais ce qui paraît plus probable, c'est que les racines sont détruites, et leurs alvéoles envahies par les dents permanentes.

Les dents des adultes sortent dans l'ordre suivant :

1res grosses molaires	de 6 à 8 ans.
Incisives moyennes et latérales	de 7 à 9 »
1res petites molaires	de 8 à 10 »
2mes » »	de 9 à 11 »
Canines »	de 11 à 13 »
Grosses molaires	de 12 à 15 »
Dents de sagesse (1)	de 18 à 24 »

(1) Il y a des personnes chez qui ces dernières dents apparaissent à un âge fort avancé.

Chez l'adulte on trouve trente-deux dents, savoir : seize à chaque mâchoire, et celles de la mâchoire supérieure sont un peu plus volumineuses que celles de la mâchoire inférieure.

Souvent la première dentition donne lieu à un afflux de sang vers la mâchoire, et l'éruption est précédée d'un *prurit* à la gencive.

Les premières dents sont accompagnées de douleurs locales et de phénomènes sympathiques qui se rencontrent plus rarement à la deuxième dentition, si ce n'est pour la dent de sagesse.

CHAPITRE IV.

Maladies dues à la première dentition.

Sans vouloir attribuer toutes les maladies auxquelles sont sujets les enfants, il n'est personne qui ignore que l'âge le plus critique est celui pendant lequel se fait la première dentition; en effet, nous voyons pendant les deux ou trois premières années, les mâchoires fournir une vingtaine de dents, dites de *lait* ou *temporaires*, tout en nourrissant trente-deux germes de dents permanentes qui doivent remplacer les premières.

Nous voyons donc les mâchoires de ce délicat petit être, nourrir cinquante-deux germes, au lieu que la nature en employant cinq fois plus de temps pour la seconde dentition met seize ans et même davantage pour la compléter chez l'adulte qui a la force, lui, de pouvoir mieux résister à la souffrance.

On conçoit facilement que cette prompte ossification vers les os de la mâchoire, outre qu'elle produit un surcroît d'activité vers la tête et en particulier au cerveau, centre des nerfs qui se distribuent aux mâchoires, doit également déterminer un afflux considérable de sang.

D'autres causes peuvent concourir avec celles-ci : ainsi, il arrive que la dentition de l'enfant est troublée dans sa marche, soit par suite du resserrement des orifices alvéolaires, soit par l'inégalité de l'accroissement entre les dents et les os de la mâchoire, ou bien, soit par un développement ou trop précoce, ou trop tardif.

On trouve habituellement que l'enfant pendant le cours de sa dentition est d'une grande susceptibilité nerveuse ; il a le sommeil agité, il se réveille en sursaut, il est irascible et colère. Cet état de choses étant, il n'est pas étonnant de voir se développer beaucoup de maladies et aggraver celles qui existaient déjà.

Les maladies les plus communément attribuées à la dentition, sont :

1° Le gonflement douloureux des gencives qui y nécessite souvent des incisions circulaires ;

2° Les convulsions :

Cette maladie la plus commune est aussi celle qui enlève le plus d'enfants ; c'est surtout chez les jeunes êtres nerveux qu'on la rencontre sans distinction d'état de constitution.

Tantôt ces convulsions sont locales, d'autres fois

elles sont plus étendues et vont même jusqu'à s'emparer des parties inférieures du corps.

C'est ordinairement vers quatre à cinq mois que se déclarent les convulsions, tantôt chez les enfants débiles, tantôt chez les enfants forts.

Les pédiluves chauds, les cataplasmes irritants aux extrémités, les lotions froides sur la tête, sont généralement conseillés; les émissions sanguines à l'aide de sangsues derrière les oreilles, et les médicaments anti-spasmodiques et laxatifs sont encore employés.

Voici une recette que nous avons vu souvent employer avec succès par un très-bon médecin qu'il faisait précéder de bains généraux:

Mucilage de gomme arabique 100 grammes.
Extrait de belladone 5 centigrammes.
Liqueur de corne de cerf succiné 1 gramme.
Sirop de valériane 30 grammes.
Eau de fleur d'oranger 10 grammes.

3° Les vomissements et les diarrhées.

C'est surtout chez les jeunes enfants mal nourris que ces deux affections se rencontrent.

CHAPITRE V.

Affection des dents chez l'adulte.

Maintenant que nous avons vu les maladies auxquelles sont sujets les enfants lors de leur dentition, voyons les maladies ou affections auxquelles sont sujettes les dents chez les adultes, ainsi que les vices de conformation qu'on y rencontre.

Nous avons vu que l'enfant possède vingt dents et l'adulte trente-deux. Cependant ces nombres peuvent varier, comme nous le fait observer Borelli ; l'absence complète des dents n'est même pas un inconvénient grave, car, dit-il, les gencives en se durcissant, deviennent insensibles , mais il arrive qu'à la place des dents primitives dont l'éruption n'a pas eu lieu, paraissent vers sept à huit ans les dents secondaires et les dents permanentes ; c'est pourquoi il faut entretenir la souplesse des gencives.

Il arrive souvent que la dent de sagesse manque ; naturellement le nombre des dents excédantes, n'est que d'une ou de deux. Arnold nous dit avoir vu un enfant de quatorze ans ayant soixante-douze dents, trente - six à chaque mâchoire placées sur deux rangées.

Ce sont là de ces anomalies que l'on peut rencontrer aussi bien que les aberrations, telles que dents cachées, dents renversées dont on ne peut remédier qu'en les extrayant.

Quelques observateurs vont jusqu'à dire qu'ils ont trouvé des dents dans le pharynx, l'estomac, même dans l'ovaire et dans la matrice.

Notre expérience ne nous en a jamais fait rencontrer que sur la voûte palatine, et nous craignons beaucoup que d'autres que nous n'en aient jamais trouvé plus bas dans l'économie; dans tous les cas serait bien embarrassé le praticien appelé à extraire des dents dans ces régions.

Une mauvaise organisation, le grincement des dents, l'emploi des substances dures et acides, le broiement des corps durs, ne manger ou fumer que d'un seul coté, sont autant de causes qui altèrent les dents en les détériorant; on a donné le nom d'usure à ces accidents.

L'*entamure* et la *fracture* dentaires sont dues à des causes accidentelles qu'à des causes naturelles, tels que le choc, le limage, etc.

Dans tous les cas, l'extraction de leurs racines

devient souvent nécessaire par suite de la formation d'abcès ou d'inflammation.

Fréquemment l'état général de la constitution de la personne, tels que les anémies, les scrofules, les scorbuts, etc., ou bien des indispositions locales influent d'une manière particulière sur les dents, en produisant ce que l'on appelle communément des atrophies. C'est pour ces sortes de cas que l'on ne saurait assez recommander, non-seulement la propreté des dents, mais le choix des poudres et des élixirs propres à les empêcher, en produisant une action nutritive et désinfectante, action qui a pour propriété encore d'empêcher la décomposition de l'émail, qui produit de si grands ravages par la dénudation de la partie osseuse.

Quelquefois les dents se couvrent d'un voile jaunâtre ou noirâtre ; c'est qu'alors la pulpe ou bien est malade, ou bien elle est déjà frappée de mort, et qu'en s'altérant elle ternit le bel éclat de neige des parois de l'émail ; malgré son état d'indolence, une dent ainsi frappée doit être extraite ; car la décomposition arrivant peut produire des détériorations sur les dents voisines.

Un grand âge peut produire la même coloration des dents, mais il faut l'attribuer dans ce cas-ci à une dégénérescence générale de la personne ; à cet àge l'action circulatoire est moindre, les nerfs dentaires sont moins nourris ; elle peut encore provenir de quelques maladies, telles que les fièvres intermittentes, l'ictère, etc.

Mais alors cette coloration se dissipe souvent à mesure que la personne prend son état sain et vigoureux.

CHAPITRE VI.

Caries.

On appelle caries une affection des os ; les anciens, étrangers aux connaissances d'anatomie pathologique, n'avaient sur la carie que des idées très-imparfaites. HIPPOCRATE , CELSE et GALIEN l'ont décrite en la confondant avec la névrose ou avec les ulcères ; le temps doit leur rendre justice de ces hypothèses.

Les Arabes emploient les cautères contre les caries, en adoptant l'idée de Galien, à savoir que la carie n'est autre qu'un ulcère; dans tous les cas, comme nous le dit CLOQUET, la carie peut être définie l'ulcération des os, elle est à ces organes ce que sont les ulcères aux parties molles. De même qu'il y a diverses espèces de caries bien différentes les unes des autres.

Le mal de dents produit ordinairement de vives douleurs ; en détruisant les parois de l'os, il met à nu les nerfs ou au moins l'os qui sert comme d'enveloppe aux nerfs, étant fortement animé par les ravages de la carie, reçoit les impressions du chaud et du froid, ce qui occasionne des maux fort douloureux. La personne affectée par ce mal devient comme hébétée, sans pouvoir trouver de repos ; la carie se rencontre surtout chez les jeunes sujets et les adultes ; les femmes en sont le plus fréquemment atteintes. Ce virus s'attache de préférence encore à la couronne des dents molaires de l'arcade supérieure, et aux incisives on la rencontre le plus souvent sur les faces latérales. L'organisation primitive de certaines dents les prédisposent à la carie, ces dents ont alors un aspect d'un blanc mat ou bleuâtre, et elles sont molles et friables.

Souvent certains vices, tels que scrofules, rhumatismes, scorbut, fluxion habituelle sur les gencives, sont autant de causes qui peuvent produire des caries ; les contusions, les fractures de dents, l'usage des boissons acides propres à attaquer l'émail des substances chaudes et des boissons glacées dans les repas, peuvent encore être considérés comme des causes propres à produire des caries.

On distingue sept espèces de caries, telles que la *calcaire*, l'*écorchante*, la *perforante*, la *charbonnée*, la *diruptive*, la *stationnaire* et la *carie*, simulant l'usure.

De toutes les affections dentaires, la carie est la plus facile à guérir, surtout quand elle est traitée à son début; malheureusement il est raré qu'on ait recours à notre ministère au début même de la carie; on attend généralement que la dent soit entièrement cariée; dans ce dernier cas la conservation en devient plus difficile et demande les soins de dentistes fort expérimentés pour en préserver l'extraction.

CHAPITRE VII.

Du déchaussement et de l'ébranlement des dents.

Le déchaussement des dents, leur ébranlement et leur chûte, sont en général le résultat de l'inflammation des gencives ; parfois cela provient d'une chute, souvent encore de médicaments nuisibles aux gencives, ce qui cause un ramollissement, une intoxication par le plomb ou le phosphore, un état général, tel que le scorbut, etc.

L'inflammation des gencives se manifeste généralement par un engorgement accompagné de rougeur et de tuméfaction ; la gencive s'ulcère en même temps autour de la dent, à laquelle bientôt elle n'adhère plus, et la pression fait sortir du pus sur tout le pourtour de l'alvéole ; la dent n'étant plus soutenue par la gencive perd bientôt toute solidité, s'ébranle, devient plus vacillante et finit par tomber.

Le déchaussement et l'ébranlement des dents est une affection commune et une des causes principales de la perte des dents.

Nous avons connu des personnes qui, dans l'espace de quelques années, ont perdu de quinze à vingt dents, et elles les eussent sans nul doute perdues toutes, si elles n'avaient eu recours à notre ministère.

Beaucoup de dentistes prescrivent pour ces affections des eaux dentifrices qui sont composées de spiritueux et d'essences, ce qui produit de l'irritation aux gencives et empire le mal; d'autres se servent de fils au moyen desquels ils attachent les dents ébranlées aux dents adjacentes; ce système ne vaut guère mieux, car il a également de très-grands défauts.

Voici le résultat de ce second système : les premiers jours les fils tiennent assez bien, puis, petit à petit, ils se détendent.

Qu'arrive-t-il? L'on doit recommencer la même opération, en travaillant souvent à des dents qui sont déjà ébranlées; l'on comprendra facilement que l'on en hâte la chute, c'est ce qui arrive presque toujours; après deux ou trois de ces opérations, les dents tombent et il est rare que l'on n'entraîne pas les dents adjacentes qui ont servi de point d'appui au fil.

Notre système dont le succès est consacré par de longues années d'expérience est aussi simple que possible; au moyen d'une ligature apposée sur les dents ébranlées, nous arrivons à les rendre aussi fermes que possible et à en préserver leur conservation indéfiniment.

CHAPITRE VIII.

De l'extraction des dents.

C'est dans l'extraction des dents que le dentiste doit apporter toute son attention, car cette opération n'est pas sans présenter souvent des dangers.

La clef de Garangeot est l'instrument le plus employé pour l'ablation de dents; elle a l'avantage de la facilité et de la force, mais elle a l'inconvénient de cette dernière; souvent il arrive que la couronne de la dent est creuse. Qu'arrive-t-il ? La clef, par sa forte pression, crève les parois, en produisant le déchapellement; en outre, il arrive presque toujours que la clef, quoique parfaitement posée, ayant besoin dans un mouvement de devoir s'appuyer contre les gencives qu'elle blesse, brise les minces parois des alvéoles et laisse ainsi après l'extraction une douleur interne par suite de cette rupture.

Il suffit pour bien comprendre les inconvénients de la clef de Garangeot, de se rendre compte de la disposition de cet instrument.

Il se compose d'un crochet mobile articulé transversalement par une vis à l'extrémité, d'une tige d'acier longue de 13 centimètres environ ; la même extrémité présente une sorte de renflement aplati sur deux faces latérales, et que l'on nomme panneton : à l'autre extrémité de la tige est adapté un manche transversal que l'opérateur tient dans la main.

Pour enlever une dent avec cet instrument, on place le panneton sur une des faces du bord gencival et l'extrémité du crochet sur le collet de la dent du côté opposé à celui sur lequel repose le panneton ; en imprimant à la tige un mouvement de torsion tendant à rapprocher l'extrémité du crochet de la face du panneton qui appuie sur la gencive, la dent se trouve luxée et renversée.

On comprendra facilement d'après ce qui précède que, pour faire sortir la dent de son alvéole, il est nécessaire de la faire incliner vers le point d'appui, et par conséquent de lui faire surmonter la résistance de la paroi alvéolaire qui la maintient de ce côté ; il faut donc que cette paroi cède dans une hauteur proportionnée à la longueur des racines et dans une longueur qu'on ne peut déterminer d'avance.

Ce n'est qu'au moyen de pinces nommées *daviers* qu'on peut extraire les dents sans aucun danger.

Pour faire usage du davier, on l'applique au niveau du collet de la dent, et on lui imprime un mouvement de rotation autour de l'axe de celle-ci, qu'on extrait ensuite en tournant l'instrument de droite à gauche et *vice-versa.*

Les racines s'enlèvent également avec le davier.

Répétons de nouveau que l'extraction des dents est une opération à laquelle il ne faut avoir recours que dans les cas extrêmes ; sur cent dents malades, quatre-vingt-dix pourraient certainement être conservées.

CHAPITRE IX.

De l'aurification des dents cariées.

L'aurification des dents, lorsqu'il n'y a aucune inflammation de la membrane alvéolo-dentaire, ou que la cautérisation a fait cesser la douleur produite par la carie, est certes ce qui est le plus à conseiller.

Aussi, une dent dont l'aurification a été bien effectuée, peut-elle se conserver presque indéfiniment.

Malheureusement cette opération ne reçoit pas toujours de la part des dentistes tous les soins qu'elle réclame ; ainsi il arrive qu'au lieu d'attendre pour opérer l'aurification que toute inflammation ait été combattue et que toute douleur ait disparu, on emplit la cavité d'un plombage dur et irritant, tel que l'alliage du cadmium avec le mercure ; ce corps étranger et dur produit alors une nouvelle inflammation en irritant le nerf d'une façon beaucoup plus violente que de prime abord ; le malade alors, n'écoutant plus que la voix de la douleur, réclame l'ablation de la dent.

Pour certaines personnes d'une grande susceptibilité nerveuse et qui appréhendent de se faire cautériser les dents, nous employons un mastic blanc ; ce
mastic, par sa légéreté, empêche même quand la dent
n'est pas cautériser de produire de l'inflammation ;
c'est le seul dont on puisse se servir sans crainte,
et il est susceptible d'une longue durée ; après l'or,
c'est certes le seul que l'on emploie avec succès.

CHAPITRE X.

De l'hygiéne des dents et des soins à leur donner.

Nous ne saurions trop recommander les soins à employer pour conserver les dents ; c'est la partie principale de l'hygiène dentaire, eux seuls permettent de préserver les dents.

Les poudres et élixirs qu'on emploie · doivent satisfaire à trois conditions :

1° Ils doivent enlever le dépôt de tartré qui se forme sur les dents sans pour cela atteindre l'émail et occasionner de l'inflammation aux gencives;

2° Enlever les acides qui sont susceptibles de se trouver dans le mucus buccal, ce qui pourrait occasionner des caries;

3° Et enlever à l'haleine toute odeur désagréable et raffermir les gencives.

Par les substances aromatiques et légèrement astringentes, notre élixir arrète le progrès de la carie, raffermit les gencives, corrige la fétidité de l'haleine et laisse la bouche imprégnée d'une odeur agréable.

Notre poudre dentifrice, composée de produits chimiques, parfaitement purs, et réaction alcaline, enlève le tartre sans attaquer l'émail et malgré cela maintient les dents extrêmement blanches. Pour conserver les dents dans un état satisfaisant, il suffit de les brosser le matin en se levant, avec une petite brosse en crin assez douce; sur cette brosse on applique un peu d'eau, puis on la trempe dans la poudre.

Les personnes faisant usage de l'élixir, prendront dans un demi-verre (grandeur ordinaire) d'eau, sept à huit gouttes d'élixir et se brosseront les dents de la même façon.

Ainsi les personnes dont les dents ne sont point recouvertes de tartre et qui ont les gencives fort sensibles, se serviront avec avantage de l'élixir, et obtiendront le même résultat que l'on obtient avec la poudre pour la blancheur des dents.

Ce que nous ne saurions trop recommander aux personnes qui se servent de poudres et élixirs, c'est de s'adresser à des dentistes sérieux, car la plupart des poudres et élixirs renferment des substances acides qui attaquent les gencives et les dents, et sont une des causes les plus fréquentes de la carie. Ces préparations donnent un éclat passager aux dents, mais ce n'est qu'au détriment de l'émail.

On ne saurait croire le nombre de personnes qui, ignorant l'existence de ces substances nuisibles, hâtent la chute de leurs dents.

CHAPITRE XI.

Maladies de la bouche.

Les maladies de la bouche comprennent en général les cas suivants :

STOMATITE.—Inflammation des parois de la bouche ; cette inflammation présente des caractères très-différents qui nécessitent la division que voici : *Stomatite simple ; stomatite couenneuse ; stomatite ulcéreuse ; stomatite gangréneuse ; stomatite mercurielle ; stomatite folliculeuse* (aphthe); *stomatite crémeuse* (muguet), et *gangrène de la bouche.*

1° STOMATITE SIMPLE OU ÉRYHTÉMATEUSE.

Cause : Actions des boissons trop chaudes, des substances acres , travail de la dentition.

Symptômes : La maladie est tantôt limitée et constituée par un gonflement douloureux en quelque point du palais ou de la face interne des joues ; tantôt elle occupe une plus grande étendue , et la douleur, la rougeur, le gonflement sont plus marqués ; plus tard la muqueuse se recouvre d'une couche de mucosités ; il y a afflux de salive dans la bouche, goût désagréable, fétidité de l'haleine, mouvement fébrile. Au bout de sept ou huit jours, ces symptômes ont tous disparu.

Traitement : Boissons émollientes, gargarismes adoucissants, rendus calmants en cas de vive douleur.

2° STOMATITE COUENNEUSE. — Inflammation de la bouche caractérisée par une production plastique étendue en nappes sur les parois buccales.

Causes : Cette maladie, d'ailleurs peu fréquente, serait due aux mêmes causes générales que la diphthérite. Elle paraît compliquer quelquefois la fièvre typhoïde, la phthisie, elle règne le plus souvent sous forme épidémique ; mais son caractère contagieux n'est point encore démontré.

Symptômes : Gêne, douleur légère aux gencives qui se couvrent d'une exsudation grisâtre, laquelle tend à se propager aux parties voisines, jusqu'au pharynx et aux fosses nasales même, et au-dessous de laquelle il se forme fréquemment des ulcérations à fond grisâtre ou livide, sanieux, qui paraissent profondes à cause du gonflement de la muqueuse environnante ; haleine fétide ; mouvement de la mâchoire pénible ; réaction peu prononcée.

Durée : Variable : plus longue lorsque la maladie est idiopathique ; plus courte, lorsqu'elle survient dans le cours d'une affection grave dont elle annonce la fin fatale.

Diagnostie : Il y a à distinguer la stomatite couenneuse de la gangréneuse et de la mercurielle. Nous croyons qu'il n'y a entre les deux premières qu'une différence de degré. Néanmoins dans la stomatite gangréneuse : couleur livide, noire, détritus sanieux ; dans la stomatite mercurielle : exudation boueuse, en grumeaux, ébranlement des dents et surtout commémoratifs.

Traitement : La cautérisation, les gargarismes astringents et toniques ; à l'intérieur, les amers, les toniques, tels sont les principaux moyens à mettre en usage. — La phophylaxie consiste à détruire autant que possible les conditions hygiéniques qui exposent les sujets à la maladie.

FORMULAIRE :

SOLUTION CAUSTIQUE.

Eau distillée.	15 grammes.
Nitrate d'argent.	1 »

Beaucoup de médecins ordonnent l'acide hydrochlorique pur.

GARGARISME ASTRINGENT.

Eau.	180 grammes.
Sulfate de zinc.	2 »
Miel rosat.	30 »

Lavez toutes les quatre heures la bouche avec un linge imbibée de cette solution.

3° STOMATITE ULCÉREUSE. — Maladie qui consiste uniquement dans la production uniquement dans la production d'ulcères dans la bouche. Elle est simple ou syphilitique.

Dans le premier cas, qui seul nous occupe, l'affection est toute locale ou en dehors de toute complication. Les causes sont peu connues. On sait seulement que les enfants y sont particulèrement exposés.

Symptômes : Rougeur, gonflement, puis excoriation superficielle qui gagne en profondeur ou ramollissement suivi d'un ulcère irrégulier à bords rouges et douloureux ; fétidité de l'haleine.

Diagnostic : Ici plusieurs méprises à éviter. Il ne faut pas confondre avec la *stomatite ulcéreuse simple*, ni l'*ulcère syphilitique*, dont l'apparition a lieu dans des circonstances toutes différentes ; ni la *diphthérite,* dont les ulcérations sont ocuvertes d'une pseudo-membrane qui se reproduit avec facilité ; ni les ulcérations de la *salivation mercurielle,* qui s'accompagnent d'un gonflement considérable des parties ; ni les *aphthes* dont la solution de continuité est aussi peu entendue que superficielle ; ni la *stomatite gangréneuse*, dans laquelle on découvre des ulcérations ayant des bords gonflés, ramollis.

Traitement : Gargarismes émollients quelquefois légèrement opiacés. Cautérisation par les acides ou la solution de nitrate d'argent.

4° STOMATITE GANGNÉNEUSE.—On a distingué dans cette maladie trois formes, qui sont : la *couenneuse,* l'*ulcéreuse* et la *charbonneuse.*

Symptômes : Douleur, difficulté de la mastication, gonflement des ganglions sous-maxillaires, salivation, fétidité de l'haleine, odeur caractéristique de la gangrène, tristesse, abattement, diarrhée, vomissement, etc.

Traitement : Cautérisation avec les acides purs, le fer rouge ; gargarismes détersifs. Beaucoup de médecins regardent le chlorure de chaux sec en poudre, porté sur la gencive à l'aide du doigt humecté et trempé dans cette poudre, comme héroïque. A l'intérieur, toniques, antiseptiques. Traiter convenablement la plaie résultant de l'élimination des parties gangrénées, etc.

FORMULAIRE.

(Voir *Stomatite couenneuse*).

5° STOMATIQUE MERCURIELLE. —Inflammation de la membrane buccale, avec production et excrétion d'un liquide salivaire plus ou moins abondant et lésions des tissus affectés, due à l'usage des mercuriaux. Il est une autre espèce de sursécration des follicules buccaux et des glandes salivaires que l'on nomme *scalorrhée*.

Causes : Nous l'avons déjà dit, la cause occasionnelle, et l'on peut dire spécifique, c'est l'usage des mercuriaux. Le mercure en nature, agit plus efficacement que les sels ; après l'onguent mercuriel en frictions et les pilules de Sedilot, viennent le calomel, l'acétate de mercure, puis à une plus grande distance, le proto-iodure et le sublimé. Les sujets à constitution molle, habituellement constipés, dont la bouche est déjà le siége de quelque irritation, dont les sécrétions sont peu actives, etc., sont plus exposés que les autres à la salivation.

Symptôme : D'abord sensation de chaleur et de sécheresse dans la bouche, goût de métal. Bientôt les gensives se gonflent, deviennent rouges et saignantes, se ramollissent; puis la salivation s'établit avec abondance, l'haleine devient très-fétide, les glaudes salivaires se tuméfient. A un degré encore plus avancé, les gencives s'ulcèrent autour des dents ; elles finissent par tomber en lambeaux ; les dents elles-mêmes s'ébranlent.

Enfin, les autres parties de la bouche sont envahies par des ulcérations arrondies, que recouvre une pellicule grisâtre ; dans cet état de choses, la bouche entr'ouverte laisse échapper un liquide grisâtre, fétide, dont la quantité peut s'élever à deux ou trois kilogrammes en vingt-quatre heures. En même temps existent de la fièvre, de l'insomnie, un malaise inexprimable, une diminution notable dans les autres sécrétions.

Marche, terminaison : La maladie parvient rarement, de nos jours où le traitement mercuriel est mieux dirigé, au plus haut degré. Ordinairement elle se borne aux premiers symptômes, par l'effet des précautions prises, des topiques astringents préventifs. La terminaison est du reste favorable ; cependant elle peut être très-retardée par les ulcérations des gencives, la nécrose des alvéoles après la chute des dents, les fistules qui en résultent ; mais, encore une fois, ces lésions qui étaient fréquentes, lorsque l'on croyait la salivation nécessaire pour le succès du traitement mercuriel, sont très-rares aujourd'hui.

Traitement : Il est préservatif et curatif :

1º *Traitement préservatif :* Sans parler des essais d'association de diverses substances au mercure pour neutraliser l'action propre de ce métal sur la bouche, nous dirons que la meilleure prophylaxie consiste à soumettre le malade, obligé de faire usage de quelque préparation mercurielle, à l'action des bains, des laxatifs, des frictions, des vêtements de flanelle, des boissons délayantes, des aliments doux, de quelques gargarismes astringents.

2º *Traitement curatif :* Aussitôt que s'annoncent les premiers symptômes de la salivation, il faut suspendre l'usage du mercure, agir révulsivement sur la peau (sinapismes), et sur le canal intestinal (purgatifs), en même temps que l'on prescrit l'usage des gargarismes fortement alunés ou boratés pour faire avorter la maladie s'il se peut.

Employer dès le début, ces moyens peuvent arrêter le développement des accidents. S'ils échouent, si l'inflammation continue sa marche, il faut alors recourir aux gargarismes adoucissants, à la diète, aux sangsues appliquées sur la mâchoire inférieure. Ici reviennent encore les gargarismes astringents, les gargarismes chlorurés, les purgatifs, puis les caustiques, acide hydrochlorique, nitrate d'argent, avec lesquels on cautérise les ulcérations, et que l'on

emploie généralement dès le début de la maladie,
alors que les gencives paraissent seules affectées,
avec la précaution de préserver les dents du causti-
que ou de les essuyer de suite.

FORMULAIRE.

GARGARISME ADOUCISSANT.

On le fait avec de l'eau de guimauve, le lait tiède,
etc.

GARGARISME ASTRINGENT.

Eau pure	14	grammes.
Sulfate acide d'aluminé	8	»
Eau de fontaine	60	»
Chlorure de chaux	15	»
Alcool	60	»
Huile essentielle de roses	4	gouttes.

(Une cuillérée à thé dans un verre d'eau pour se
rincer la bouche quatre ou cinq fois par jour).

6° STOMATITE FOLLICULEUSE *(aphthle)* VESICULO-
ULCÉREUSE. — Inflammation des follicules de la muqueuse buccale, caractérisée par un développement
de petites vésicules, suivies d'ulcérations.

Causes : L'enfance prédispose à cette maladie,
qui, néanmoins, se montre aussi très-fréquemment
chez les adultes. Une constitution molle, lymphati-

que, les saisons froides et humides, la grossesse,
l'état puerpéral, etc., constituent encore des prédis-
positions. Quant aux causes occasionnelles, ce sont
les aliments âcres, les salaisons, l'irritation du canal
intestinal et, avouons-le, des influences le plus souvent inconnues.

Symptômes : Les aphthes sont quelquefois pré-
cédés de légers symptômes généraux se rattachant
ordinairement au trouble des fonctions digestives,
très-souvent aussi ils apparaissent d'emblée. On voit
apparaître à la face interne de la lèvre inférieure,
sur les bords de la langue, sur la face interne des
joues, une ou plusieurs élévations rouges au milieu
desquelles se présente bientôt un petit point blanc.
Ce point n'est autre chose qu'une *vésicule*, qui s'é-
largit, s'ulcère et laisse sortir de son pertuis central
une matière blanchâtre, puriforme. C'est alors une
petite *ulcération* arrondie, douloureuse, environnée
d'une aréole inflammatoire, qui parfois chez les
enfants, se couvre d'une matière crémeuse, mais dont
la guérison est ordinairement prompte.

Ce que nous venons de dire se rapporte aux
aphthes *discrets* qui, le plus souvent, restent bornés
à la bouche de l'oesophage, et s'accompagnent tout
au plus d'inappétence, de soif, de diarrhées legères ou
de constipation.

Les aphthes *confluents* débutent par des phéno-

mènes généraux plus marqués ; la fièvre devient continue, symptomatique de l'éruption, qui s'étend alors
dans tout le canal intestinal, et simule assez bien dans
la bouche, l'éruption varioleuse, mais cette affection
se montre rarement dans le nord de la France.

Diagnostic : Il est ordinairement facile ; cependant, si l'on craignait de se méprendre, nous rap-
pellerions les caractères principaux des diverses
inflammation buccales :

1° *Aphthes discrets* : Eruption vésiculopustuleuse,
puis ulcérations arrondies, visibles, peu profondes ;

2° *Muquet :* Apparition de points caséeux, exsudation crémeuse, ulcérations profondes résultant du
ramollissement des tissus ;

3° *Stomatite ulcéreuse :* Rougeur diffuse, inté-
ressant rapidement une grande épaisseur des parties
molles ;

4° *Stomatite couenneuse :* Plaques pseudo-mem-
braneuses caractéristiques, recouvrant des ulcérations irrégulières.

Dignostic : Favorable dans les cas discrets ; grave
dans l'éruption confluente.

Traitement : Les aphthes discrets constituent
une maladie légère que, le plus souvent, si on les
abandonne aux efforts de la nature. Les moyens

thérapeutiques consistent dans des gargarismes adoucissants ou légèrement acidulés (eau d'orge, de guimauve ou de figues grasses, additionnée de miel, de sirop de mûres ou de miel rosat, etc). Lorsqu'il y a de vives douleurs, on y ajoute 5 à 10 centigrammes d'extrait d'opium ou 25 à 30 gouttes de laudanum ; l'alun, le borax en gargarismes, ont leur utilité, mais les cautérisations hydrochloriques, le nitrate d'argent, constituent les moyens les plus efficaces pour hâter la cicatrisation des ulcères légers. La médication interne est pour ainsi dire nulle ; cependant un laxatif ou un éméto-cathartique peut être indiqué quelquefois. Boissons douces ou acidules, régime doux.

Il n'en serait pas de même dans les aphthes *confluents* où les moyens généraux devraient être considérés comme les plus importants. On aurait recours suivant les indications, soit aux antiphlogistiques, soit aux toniques ou aux évacuants, etc. Nous avons également obtenu un succès complet sur les ulcérations à l'aide d'un pinceau de charpie, le mucilage de pépins de coing pur ou additionné de quelques gouttes de laudanum.

FORMULAIRE.

LIQUEUR CONTRE LES APHTHES.

Borax en poudre	1 part.
Eau de roses	4 »
Miel rosat	8 part.
Teinture de myrrhe	4 »

Toucher les aphthes avec un plumasseau imbibé du liquide.

MÉLANGE CAUSTIQUE.

Acide hydrochlorique	1 part.
Miel	2 »

AUTRE.

Nitrate d'argent	1 gramme.
Eau distillée	15 »

7° MUGUET, STOMATITE CRÉMEUSE OU PSEUDO-MEMBRANEUSE *(aphthes des nouveau-nés).* — Le muguet est une maladie particulièrement caractérisée par une exsudation concrète de la muqueuse buccale, et qui donne, en outre, ordinairement lieu à un grand nombre d'autres symptômes du côté du tube digestif, dont plusieurs autres points peuvent être envahis par la production pseudo-membraneuse.

Causes : Le muguet est une maladie de la première enfance, quoiqu'il se manifeste aussi chez les adultes. Il se déclare surtout dans les hôpitaux consacrés aux enfants trouvés, ou ceux-ci sont sous l'influence de l'encombrement, de l'allaitement artificiel, d'une mauvaise alimentation, etc. Cette affection a été distinguée en *idiopathique,* qui serait spécial aux enfants jusqu'à l'âge de deux ou trois mois, et en *symptômatiques* qui, après cette première période de la vie, se montre secondaire ou surajoutée à une maladie préexistante. Le muguet règne le plus souvent sous forme épidémique, quelques médecins prétendent qu'il est contagieux.

Symptômes : On distingue dans leur succession plusieurs phases qui peuvent être désignées par ces mots : invasion, accroissement, collapsus. — L'invasion est quelquefois subite, le plus souvent cependant précédée par un érythème des fesses de la diarrhée et un mouvement fébrile. — La maladie une fois déclarée, en voici les symptômes : la bouche devient chaude, sèche ; les papilles de la langue s'irritent ou rougissent, la succion est difficile. Un ou deux jours après apparaît l'exsudation pseudo-membraneuse, sous forme de grains au sommet des papilles, ou de petites masses aux joues, constituée par une matière molle, blanche ou jaunâtre, qui a une grande tendance à se reproduire lorsqu'on l'enlève ; il y a aussi quelquefois de petites ulcérations sur la ligne médiane du palais et au frein ou au bord de la langue. Borné à la bouche et *discret*, le muguet ne provoque qu'une faible réaction générale ; mais, ce qui a lieu le plus souvent, il s'étend au pharynx, à l'estomac et même à tout le canal intestinal ; il donne lieu à des vomissements, de la diarrhée, du ballonnement du ventre, de la fièvre. Alors aussi l'érythème fait des progrès, il s'étend aux cuisses, au scrotum, aux grandes lèvres, et se complique d'excoriations, d'ulcérations même au malléoles, aux talons. Le petit malade est agité, pousse des plaintes et des cris ; sa face devient pâle, amaigrie, ridée.

A cette période d'agitation succède un abattement extrême ; le pouls perd de sa force, la chaleur de son intensité ; il survient même du refroidissement ; la face se grippe davantage, les vomissements et la diarrhée cessent, mais la mort n'en est pas moins proche. Toutefois, ceci ne veut pas dire que le muguet soit toujours aussi grave.

Le *muguet des adultes* offre anatomiquement les mêmes caractères, sauf qu'il se borne ordinairement à la bouche. Seulement il survient comme complication d'une maladie chronique arrivée à une période avancée, et il constitue alors un phénomène très-fâcheux.

Durée, terminaison, pronostic : La durée du muguet des enfants, très-variable, est de sept à trente-cinq jours. Sa terminaison est le plus souvent

fâcheuse, du moins dans les hôpitaux ; car en ville,
la maladie est moins grave , et d'ailleurs beaucoup
moins fréquente ; disons aussi qu'elle se complique
assez souvent de pneumonie. Lorsque la guérison
doit avoir lieu, la période de collapsus manque.

Diagnostic : Il sera toujours facile de distinguer
entre-eux les aphthes, la stomatite couenneuse et le
muguet.

Traitement : Le traitement *prophylactique* consiste dans l'allaitement naturel, les soins de propreté,
une alimentation appropriée à l'état des organes
digestifs, etc.

Le traitement curatif se divise à son tour en local
et général. Le premier se compose de gargarismes
adoucissants, mucilagineux, calmants ou astringents
et excitants. Ces deux ordres de topiques sont employés l'un après l'autre suivant la période de la
maladie, par quelques-uns ; d'autres, au contraire,
mettent en usage l'un des deux à l'exclusion de
l'autre dans toutes les périodes. Quant au traitement
général, il consiste dans l'administration de lavements laudanisés, de boissons adoucissantes, s'il y
a adynamie ; du sirop d'ipécacuanha à dose vomi-
tive, du sous-nitrate de bismuth à haute dose ; la
sauge a été recommandée en fomentations, lavements,
gargarismes et même boisson.

GARGARISME ÉMOLLIENT.

Décoction de guimauve }
Lait   }   100 grammes.

Lorsque la bouche est très-douloureuse, on y joindra 4 grammes de laudanum de Sydenham.

GARGARISME ASTRINGENT.

Décoction de guimauve	200 grammes.
Borate de soude	8 »
Miel	30 »

AUTRE.

Alumine	2 grammes.
Décoction d'orge	200 »
Miel rosat	20 »

CHAPITRE XII.

Gangrène de la bouche.

Affection gangréneuse des parois de la bouche, se manifestant exclusivement chez les enfants.

Causes : Les prédisposantes sont la faiblesse de constitution, la misère, une mauvaise nourriture, l'encombrement, etc.; les déterminantes sont inconnues. Maladie d'ailleurs très-rare, quoiqu'elle se montre parfois épidémique dans les hôpitaux destinés à l'enfance.

Symptômes : Prodromes, tels que tristesse, abattement, diarrhée, soif. Bientôt gonflement de la paroi buccale, dur et présentant à son milieu, soit en dehors; soit en dedans, une tache d'une rougeur obscure; ptyalisme, odeur infecte de l'haleine, écoulement sanieux, fourni par les parties malades, puis escarres profondes, sphacèle étendu, perforation de la joue; douleur et réaction en général peu marquées, adynamie, sueurs froides, défaillance et mort. Celle-ci est à peu près constante et d'ailleurs la guérison ne peut s'opérer qu'au prix de cicatrices difformes et indélébiles.

Traitement : Il faut à cette maladie cautériser largement et profondément le point central avec le fer rougi au feu, puis appliquer des antiseptiques, tels que eau-de-vie camphrée, poudre ou décoction de quinquina.

FORMULAIRE.

POUDRE ANTISEPTIQUE.

Quinquina finement pulvérisé	40 grammes.
Charbon végétal en poudre	40 »
Camphre	10 »

Il faut réduire le camphre en poudre au moyen de quelques gouttes d'éther ou d'alcool et porphyriser le tout. Saupoudrer les places de mauvaise nature.

AUTRE.

Quinquina gris	100 grammes.
Charbon pulvérisé	100 »

Panser et saupoudrer les plaies.

CATAPLASME ANTISEPTIQUE.

Extrait alcoolique de quinquina	5 grammes.
Poudre de quinquina	40 »
Camphre pulvérisé	5 »
Rue	40 »

POTION ANTISEPTIQUE.

Quinquina calysaya	10	grammes.
Serpentaire de vin	5	»
Eau (décoction)	200	»
Sirop de tolu	40	»
Camphre délayé dans 1/2 jaune d'œuf	1	»

A prendre par cuillérée.

CHAPITRE XIII.

De l'utilité des dents.

Nous tenons d'un médecin célèbre la sentence suivante :

La santé est due à la perfection ou à l'imperfection avec laquelle s'exécutent les diverses fonctions dont l'ensemble constitue la vie.

En effet, la digestion est l'une ce ces fonctions et l'une des plus importantes ; or, la digestion est subordonnée à la mastication. L'estomac réclame impérieusement une division et une trituration parfaite des aliments ; si la mastication est insuffisante, le travail de chymification ne s'accomplit pas ou s'accomplit mal, et les produits que livre alors l'estomac à l'organisme ne sauraient réparer ses pertes.

La faculté de médecine a constaté un très-grand nombre d'affections stomacales et intestinales, contre lesquelles les ressources de la médecine étaient restées impuissantes et les a vues sensiblement décroître et même disparaître, par suite de l'application d'un dentier qui permettait aux malades de mâcher convenablement.

La plupart des gastralgies et des dyspepsies, les dégénérescences de l'estomac, l'horrible cancer dont les victimes sont de jour en jour plus nombreuses, n'ont souvent d'autres causes qu'une mastication défectueuse.

A cette considération si puissante —la santé —vient encore se joindre la question de plastique. Toutes nos dents ont entre elles une telle harmonie, qu'aucune ne peut être brisée ou enlevée, sans que les dents voisines ou correspondantes n'en souffrent à l'instant. Ainsi, lorsque les incisives supérieures viennent à manquer, les incisives inférieures n'étant plus maintenues, se déchaussent et s'allongent jusqu'à ce qu'elles rencontrent la gencive supérieure, dans laquelle s'imprime leurs extrémités, et en même temps, poussées par la langue, elles se dirigent en avant avec d'autant plus de facilité qu'elles sont toujours rapidement ébranlées.

Si ce sont les molaires qui font défaut, les joues se creusent, les mâchoires tendent à se rapprocher par suite des contractions de leurs muscles pressants, les incisives inférieures frappent sur le talon des dents d'en haut, et celles-ci n'offrant pas une résistance suffisante, sont jetées en avant, tandis que les inférieures s'allongent à mesure que cèdent celles du haut. Enfin, lorsque la presque totalité des dents est perdue par suite de carie, d'accidents ou

de vieillesse, les alvéoles se rétrécissent et s'obli-
tèrent, les mâchoires s'affaissent, et il en résulte une
déformation dans la charpente osseuse de la face , le
coin des lèvres se ride, le nez et le menton se rap-
prochent.

Règle générale, on ne réclame les secours de la
prothèse, que lorsqu'on perd ses dents apparentes,
les dents antérieures ; c'est là un grand tort. Dès
qu'on a perdu ses molaires, on doit avoir recours
aux dents artificielles. Dans notre système dentaire
tout est disposé de façon qu'à chaque dent est dévalue
un rôle spécial, les incisives et les canines coupent
et divisent les aliments, que broient et triturent les
molaires. Essayer de faire jouer aux incisives un
rôle que leur forme ni leur position ne peuvent leur
permettre de remplir, autrement dit, s'en servir
pour mâcher, c'est les vouer fatalement à une des-
truction prompte et complète et condamner à l'état
morbide ses fonctions digestives.

CHAPITRE XIV.

De l'influence des dents sur les maux de l'estomac.

Les causes premières et occasionnelles de la carie sont les mêmes pour les deux sexes ; mais chez la femme il existe en surcroit plusieurs causes prédisposantes, dont les plus pernicieuses sont : la gestation et la lactation. La femme achète le bonheur d'être mère, la volupté d'allaiter son enfant. Nous avons déjà spécifié dans notre traité sur la bouche, que quatre-vingts personnes sur cent ont la bouche dans un état déplorable dès l'âge de trente ans !

A trente ans !

A trente ans, comme disait Bichat, une partie de nous-même, encore dans toute sa vigueur, assiste consternée à la décadence de l'autre ?

Mais la nature se sert de la douleur comme d'un aiguillon au progrès. La science a grandi en raison de l'intensité du mal.

Il n'est que peu de personnes qui nient aujourd'hui l'efficacité des curatifs et la perfection des moyens prothésiques ; certes, les femmes ont accueilli avec enthousiasme les heureuses innovations qui leur assurent la santé et qui leur conservent la beauté ; le nombre de celles qui hésitent encore à réclamer les secours de la prothèse est fort restreint, à coup sûr. Bien plus, elles ne demandent qu'à être persuadées ; c'est à celles-là que nous allons nous adresser.

Il est irréfutable qui si une mastication imparfaite n'amène dès le principe que des perturbations presque insensibles dans les fonctions digestives, peu d'années s'écouleront avant que l'appétit se déprave, que la digestion devienne capricieuse et que les souffrances gastralgiques apparaissent.

L'homme mettra dix ou douze ans peut-être pour en arriver là. La moitié de ce temps suffira pour que chez la femme se révèlent les douleurs les plus poignantes, et que le délabrement de son estomac soit tel qu'il lui semble que quelque poison se mêle au bol alimentaire.

Un de nos amis nous disait :

« Quoi ! Vous parler de mastication chez la femme ? Est-ce que la femme mange ? Vous n'avez donc jamais observé les femmes à table ? Nous mangeons, nous, mais la femme ne mange pas. »

Cela peut-être très-jolie : que la femme déploie à table la délicatesse inhérente à sa nature, nous ne nions pas cela ; qu'elle mange peu, si peu que sa manière de manger ait enrichi la langue française de cette locution; manger du bout des dents, nous en convenons. Mais pour manger du bout des dents, faut-il encore qu'elle en ait.

Il n'est, quand il manque un certain nombre de dents, aucune satisfaction d'estomac à attendre.

CHAPITRE XV.

Examen raisonné des divers systèmes de dents artificielles. .

Les premières dents qui étaient employées et que beaucoup de dentistes emploient encore aujourd'hui, ce sont les dents d'hippopotame.

Ces dents se pénètrent et s'imprègnent facilement des humeurs buccales et des acides résultant de la décomposition des aliments, ou existant dans ces aliments avant leur absorption. Aussi quelques mois suffisent-ils pour donner aux dents d'hippopotame un teint jaunâtre et pour les doter d'une fétidité contre laquelle est impuissant l'usage fréquent de la brosse ; tout produit animal, et ceci est une loi chimique, est putrescible, corruptible et décomposable.

Après la dent d'hippopotame, on a fait la dent minéral (1). Ces dentiers sont d'un poids énorme et déterminent par là une fatigue considérable aux muscles de la mâchoire et un certain affaissement aux gencives. Le contact de métaux sur la muqueuse

---

(1) On entend par dents minérales les dents montées sur des métaux tels que l'or, le platine et le paladium.

buccale occasionne des excoriations, des aphthes, des ulcérations, des abcès, etc.

Outre cela, les dentiers en minéral présentent une teinte métallique fort désagréable ; ils ont besoin, à cause de leur peu d'adhérence et de leurs poids considérable, d'être soutenus par des ressorts d'une grande résistance.

Tous les métaux quels qu'ils soient sont antipathiques aux gencives, et ils offrent une certaine rigidité, qui rend la mastication fatigante et difficile ; ils subissent une action galvanique parfois assez intense pour troubler le système nerveux et réveiller des douleurs névralgiques. Nous avons pu en constater maintes fois les dangereux effets sur l'organe visuel et sur l'ouïe.

Beaucoup de dentistes se servent également de dents humaines qu'ils se procurent dans les hôpitaux ; ces dents ont l'inconvénient de s'altérer rapidement, jaunissent, deviennent friables et se brisent par parcelles dans l'espace de deux ou trois ans.

CHAPITRE XVI.

Des dents et dentiers artificiels.

Dans la pose des dents artificielles, le succès
dépend : de la régularité de la forme, du rapport
exact entre la pièce supérieure et la pièce inférieure,
mais avant tout de son ajustement parfait sur les
gencives.

Avec notre système, toute déformation, tout
retrait sont impossibles ; le dentier se prête aux
caprices de la muqueuse buccale.

Outre cela, notre système jouit d'une inaltérabilité absolue ; il est inattaquable par les acides et
les dissolvants ordinaires ; il ne peut se déformer
malgré toutes les influences auxqelles on le soumet ;
il s'adapte avec une précision admirable sur les gencives et sur les racines qui restent, quelles que
soient la forme et les particularités que présente la
bouche ; son poids spécifique est de la plus grande
legèreté et se marie pour la couleur avec la muqueuse buccale. On comprendra aisément qu'un
dentier fait dans ces conditions donnera une pro-

nonciation parfaite et permettra à la mastication de se faire sans le moindre effort.

Les pièces métalliques déchirent et tuméfient les gencives, déchaussent, usent et coupent les dents auxquelles sont adaptées les plaques et crochets métalliques.

Par notre système, nous obtenons une adhérence complète qui permet la suppression de toute espèce de mécanisme ou de ressorts ; dès lors l'application des pièces a lieu sans aucune souffrance ; aucun dérangement n'est à craindre dans leur usage et le déplacement des dents et dentiers se fait à volonté.

Somme toute, avec notre procédé :

Solidité à toute épreuve ; suppression de tout mécanisme ; inaltérabilité de la substance composant les appareils et offrant toujours une ressemblance parfaite des gencives et des dents.

CHAPITRE XVII.

Redressement des dents.

Rarement les dents caduques présentent des irrégularités, au lieu qu'on les rencontre fréquemment dans les dents permanentes ; souvent le manque de symétrie qui existe entre leur volume et l'espace qu'elles doivent occuper ou la chute tardive des dents caduques, ou une dent qui vient à prendre l'espace nécessaire à une autre qui pousse, ou bien encore une indisposition des bords alvéolaires, sont autant de causes qui peuvent produire des obliquités dans les dents.

Il est toujours très-prudent aux parents de faire visiter la bouche des enfants vers l'époque de la deuxième dentition ; car souvent alors on peut prévenir ces sortes de choses, au lieu que le plus souvent on est appelé, et notre expérience nous le démontre chaque jour, à remédier lorsque les dents sont entièrent sorties. Malgré cela, nous ne nous sommes jamais vu forcé d'extraire les dents ; notre méthode de redresser est aussi sûre que simple, et nous y avons même réussi sur des sujets de vingt ans.

On comprend facilement la difficulté que doit éprouver pour la mastication des aliments la personne qui, au lieu d'avoir la mâchoire supérieure placée en avant de l'inférieure, l'a au contraire en arrière de façon à présenter un menton de buis ou de vieillard, les deux arcades en se séparant de cette façon n'ont plus de rapport dans leur engrenage et les aliments ne peuvent plus être bien broyés.

Nous avons rencontré des personnes qui, depuis des années, se faisaient traiter pour des douleurs continuelles d'estomac sans obtenir de résultat, et qui, après s'être fait redresser les dents, se sont toujours très-bien portées ; ceci prouve une fois de plus que la bonne denture est la première condition d'une bonne digestion, car mieux l'aliment a été broyé, mieux il se chymifie dans l'estomac en absorbant plus vite le suc pancréatique.

CHAPITRE XVIII.

Obturateurs ou restaurations buccales.

Cette partie de la prothèse dentaire, la plus compliquée de toutes, demande une étude toute spéciale. De longues années d'expérience et de pratique nous ont assuré dans ces opérations une réussite certaine.

La nécrose de la voûte palatine se produit par suite de différentes maladies, telles que la scrofule, la tuberculose, la syphilis, etc.

Par le procédé que nous employons, les parties buccales sont entièrement restaurées par une substance inaltérable imitant exactement la nature, rendant la parole que le sujet a perdue en tout ou en partie, la mastication par les dents.

Beaucoup de praticiens ont employé et encore aujourd'hui font usage de l'or ainsi que d'autres métaux condamnés par la science et entraînant de nombreux désagréments, tels que la pesanteur, une grande fatigue des organes buccaux, dérangements continuels de l'appareil, mauvaise odeur, propriété générale de tous les métaux, et par cela même, haleine corrompue; avec notre système, aucun de ces inconvénients n'est à craindre, la matière employée pour la composition de l'obturateur est d'une propreté à toute épreuve, souple, adhérent exactement à la voûte palatine, d'une legéreté extrême qui en rend le maniement d'une facilité absolue.

TABLE DES MATIÈRES.

Lille. — Imprimerie A. Béhague, rue de Paris

9 782019 269487